$Tc \frac{41}{35}$

RECHERCHES

SUR LES

CAUSES D'INSALUBRITÉ

DE LA

COMMUNE DE SAINT-OURS

$\left(\text{CANTON DE PONTGIBAUD — PUY-DE-DOME}\right),$

notamment

SUR CELLES DES FIÈVRES ÉPIDÉMIQUES

OBSERVÉES DANS LE VILLAGE DE CE NOM.

PAR

M. J.-J.-Hippolyte AGUILHON,

Docteur en médecine de la Faculté de Paris,
Membre titulaire de l'Académie des sciences, belles-lettres et arts de Clermont-Ferrand,
Ancien Élève des Hôpitaux et Hospices civils de Paris,
Médecin des épidémies de l'arrond. de Riom,
Médecin inspecteur des Eaux thermales de Châtelguyon,
Membre de la Société médico-chirurgicale de Paris, de la Société d'hydrologie médicale de Paris
et de plusieurs autres Sociétés savantes.

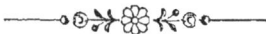

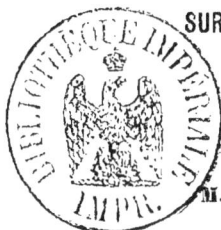

PARIS,

CHEZ J.-B. BAILLIÈRE,

LIBRAIRE DE L'ACADÉMIE IMPÉRIALE DE MÉDECINE,

Rue Hautefeuille, 19.

1856.

Ce travail a été lu dans le sein de l'Académie des sciences, belles-lettres et arts de Clermont-Ferrand, le 5 juillet 1856; sur la demande de son président, M. DE BARANTE, elle en a voté l'impression dans ses *Annales*, et un tirage à part pour qu'il en soit envoyé un exemplaire à chaque membre du Conseil général.

RECHERCHES

SUR LES

CAUSES D'INSALUBRITÉ

DE LA

COMMUNE DE SAINT-OURS

(CANTON DE PONTGIBAUD — PUY-DE-DÔME),

notamment sur celles des

FIÈVRES ÉPIDÉMIQUES OBSERVÉES DANS LE VILLAGE DE CE NOM.

La santé des populations est la source la plus fé-
conde de la richesse générale : partout où elle reçoit
les atteintes d'une influence nuisible , partout où il
existe une cause de dépérissement, les individus lan-
guissent ; le travail perd de son énergie ; la production
s'amoindrit ; les conditions matérielles des classes laborieuses deviennent mauvaises ; les races arrêtées
dans leur développement finissent par s'abâtardir ; et
chaque famille compte parmi ses membres des êtres
valétudinaires qui deviennent à charge à eux-mêmes
et à la charité publique et privée.

Les épidémies exercent en général de telles in-

fluences. Lors même qu'elles ne sont pas trop meur-
trières, elles laissent des empreintes morbides dont
les effets consécutifs engendrent des affections chro-
niques, des infirmités et conséquemment la souffrance
et la misère.

L'expérience a consacré ces vérités ; la sollicitude
des gouvernements s'en est émue. Divers conseils et
comités de salubrité et d'hygiène ont été institués ;
des lois fondées sur le premier des intérêts, la conser-
vation, ont été formulées par des hommes spéciaux.
Et chaque fois qu'une cause morbifique nouvelle vient
porter atteinte à la santé générale, administrateurs,
fonctionnaires, hommes de l'art, tous rivalisent de
zèle et d'efforts pour aller à la recherche et à la des-
truction de cette cause.

Déjà, dans plusieurs circonstances, particulièrement
pendant l'épidémie cholérique de 1849, nous avions
reçu l'honorable mission d'aller étudier et combattre
ces influences nuisibles. Une occasion nouvelle nous
a été offerte dans les derniers mois de 1855 : nous
sommes heureux de présenter aujourd'hui à l'Académie une relation qui lui apprendra l'utilité de nos ins-
titutions, en même temps qu'elle fera ressortir la
vigilance constante des dépositaires de l'autorité, en
ce qui touche la salubrité et la santé publiques.

Une affection épidémique régnait depuis trois
années dans la commune de St-Ours : chaque indi-

vidu avait payé déjà son tribut à la maladie ; les habitants étaient livrés à une sorte de démoralisation et
à un état d'inaction défavorable à l'agriculture. Dans
le courant du mois d'octobre 1855, le chef de la
commune a fait connaître la situation à M. le sous-
préfet, et nous avons été invité par cet honorable
fonctionnaire à nous rendre sur les lieux, à rechercher
la nature et les causes de la maladie régnante et à lui
indiquer les mesures propres à l'enrayer.

Nos premières investigations nous ont fourni
bientôt la certitude qu'en effet depuis trois années
la plupart des habitants de St-Ours avaient été
atteints de fièvres périodiques ; que plusieurs de ces
fièvres avaient revêtu des formes pernicieuse et
typhoïde ; qu'un certain nombre, par leur durée,
avaient porté une atteinte sérieuse à la constitution
des individus et les avaient ravis aux travaux des
champs ; que toutefois la mortalité n'avait pas été
sensiblement accrue ; que la seule cause locale suppo-
sable de ces fièvres paraissait se rapporter à l'existence
de narses, situées autour du village de St-Ours,
narses dont les conditions d'insalubrité avaient augmenté depuis plusieurs années ; enfin que l'état
sanitaire de cette contrée sollicitait de l'autorité l'intervention de la médecine et la délivrance de médicaments gratuits pour les indigents.

Nos observations transmises à l'Administration ont
été accueillies avec bienveillance : des médicaments

ont été accordés, et bientôt les fiévreux reconnaissants ont pu recevoir nos soins et une médication qui leur avait manqué trop longtemps.

Dans chaque visite, nous avons recueilli avec soin l'observation de chaque malade ; à l'aide de ces observations partielles, nous avons dressé un tableau synoptique où se trouvent relatées les circonstances les plus importantes : Nom, âge, sexe, profession, tempérament et habitudes des malades, leur degré d'aisance et l'état hygiénique de leurs habitations, la nature, les symptômes, le traitement, la durée et le mode de terminaison de leurs affections, tout s'y trouve consigné avec une consciencieuse exactitude. Ces documents serviront à tracer l'histoire de l'épidémie qui sera l'objet d'une première partie...... Nous avions aussi à rechercher ses causes : dans ce but nous nous sommes livré à une étude topographique et statistique qui trouvera sa place dans une seconde partie, et qui, nous l'espérons, fera ressortir les causes occasionnelles et adjuvantes des fièvres observées, en même temps qu'elle décélera les autres influences capables de nuire à la salubrité du pays.

PREMIÈRE PARTIE.

RELATION DE L'ÉPIDÉMIE.

Les affections épidémiques observées à St-Ours (1)
ont été, d'une part, des fièvres intermittentes à divers
types, simples ou compliquées; le plus grand nombre avec tendance à l'adynamie; une certaine quantité
dégénérées en fièvres typhoïformes : et d'une autre
part, quelques fièvres typhoïdes nées d'emblée, sans
précédents de phénomènes périodiques.

Sous forme de tableau nous mettons sous les yeux
les différentes espèces, types et variétés de fièvres qui
se sont déclarées, le nombre des sujets atteints, et les
modes de terminaison. On y voit que les maladies
régnantes ont frappé 49 personnes en 1855 (2),

---

(1) Dans la relation de cette épidémie, nous ne nous basons que
sur les malades observés par nous en 1855.

(2) En indiquant le chiffre de 49 malades, nous n'entendons
parler que de ceux observés et soignés en 1855. Curieux cependant
de connaître le nombre approximatif de ceux atteints en 1853, en
1854 et 1855, nous avons entrepris une sorte de recensement. Le
tableau dressé (voir page 50) présente les noms des chefs de maison,
le nombre des membres de la famille, celui des malades pendant ces
trois années, et les variétés de fièvres; à ce dernier point de vue,
nos données ne méritent pas une confiance absolue. D'après ces
renseignements, il y aurait eu 50 fiévreux en 1853, 103 en 1854,
et 129 au lieu de 49 en 1855 : chiffres qui démontrent l'augmentation annuelle progressive des malades.

21 appartenant au sexe masculin, 28 au sexe féminin ; 20 mariées, 29 célibataires ; 40 habitant à St-Ours, chef-lieu de la commune, 9 à Vauriat, l'une des sections ; toutes faisant partie de la classe des cultivateurs ; généralement pauvres, puisque nous n'en avons compté que 18 jouissant d'une faible aisance.

MALADES ATTEINTS DE				TERMINAISON		TOTAL
				Guéri-son.	Mort.	
a. Fièvres intermittentes	quotidiennes	simples.........		9	»	9
		id., puis tierces.....		2	»	2
		id., puis quartes.....		2	»	2
		id., puis adynamiques..		»	1	1
		id., puis typhoïformes..		3	»	3
		id., puis avec obstruction		1	»	1
	tierces.....	simples.........		4	»	4
		id., puis quotidiennes..		1	»	1
		id., puis quartes.....		1	»	1
		id., puis adynamiques..		2	»	2
		id., puis pernicieuses..		»	1	1
		id., puis typhoïformes...		3	»	3
	quartes....	simples.........		11	»	11
		id., puis adynamiques..		1	»	1
		id., puis typhoïformes..		1	»	1
		id., puis typhoïdes....		1	»	1
b. Fièvre adynamique....................				»	1	1
c. Fièvres muqueuses typhoïformes...........				2	»	2
d. Fièvre typhoïde......................				1	»	1
f. Fièvre non diagnostiquée................				»	1	1
Total...............				45	4	49

Beaucoup de malades se trouvaient dans de mauvaises conditions d'habitation : 23 sur 49 ; nous les

avons trouvés généralement pâles , étiolés , lymphatiques. La prédominance sanguine n'a été observée
que sur 7.

Sur ces 49 malades, nous en comptons :

3 âgés de 1 à 5 ans.
6 — 5 à 10 —
7 — 10 à 15 —
4 — 15 à 20 —
7 — 20 à 30 —
4 — 30 à 40 —
8 — 40 à 50 —
6 — 50 à 60 —
2 — 60 à 70 —
1 — 70 à 80 —
1 — 80 à 90 —

Ainsi les sujets les plus jeunes ont payé un tribut
plus large à l'épidémie ; ils figurent pour plus du
tiers.

L'époque d'invasion remonte au mois de juillet
pour un cas ; plusieurs se sont montrés en août ; un
bon nombre en septembre , et la majeure partie en
octobre. Voici un tableau dans lequel figurent le
nombre des cas déclarés dans chaque mois et le nombre des guérisons et des morts par mois ; ces documents précisent par conséquent la durée de l'épidémie qui , commencée en juillet , a fini en décembre
1855 :

| MOIS. | NOMBRE DE CAS | | |
| | DÉCLARÉS. | TERMINÉS | |
		par la guérison.	par la mort.
Juillet.........	1	»	»
Août..........	5	»	»
Septembre......	14	1	»
Octobre........	25	2	1
Novembre......	3	40	3
Décembre.......	»	1	»
Epoque incertaine	1	1	»
TOTAUX....	49	45	4
		49	

Nos observations ont enregistré quatre morts : trois appartenant au sexe féminin et âgés de 3, 12 et 72 ans ; le quatrième était un vieillard de 80 ans. Le plus jeune et les deux plus avancés en âge ont succombé à un état adynamique prononcé. Si les influences régnantes ont été de quelque poids dans la terminaison, la vieillesse n'y est pas restée étrangère. Quant au quatrième décès, il a été le résultat d'une fièvre intermittente pernicieuse compliquée d'ascite générale.

Ces décès ont eu lieu : 3 au chef-lieu de la commune et 1 à Vauriat. Dans ce nombre n'est pas comprise la mortalité par des maladies étrangères à l'épidémie ni celle qui s'est fait sentir dans les autres sections.

L'on sera surpris de trouver un chiffre aussi minime de décès occasionnés par une maladie épidémique ; on s'étonnera surtout de voir donner de l'importance à une affection qui semble exercer des ravages aussi restreints. Mais la gravité de semblables épidémies gît bien davantage dans les effets consécutifs dont elles entachent l'organisme que dans les conséquences immédiates : celles qui se présentent avec un caractère meurtrier, frappent, il est vrai, des hommes jeunes et vigoureux ; mais elles s'adressent plus particulièrement aux sujets maladifs, atteints de quelque vice organique transmissible aux générations futures ; et, avouons-le, sous ce dernier rapport elles opèrent un triage avantageux pour les races. Au contraire, d'autres épidémies analogues à celle qui nous occupe, appauvrissent le sang, enlèvent à l'organisme cette vitalité dont ont surtout besoin les classes laborieuses ; elles déposent chez les individus les germes indestructibles de maladies générales qui se terminent fatalement plus ou moins tôt ou qui livrent aux familles des êtres étiolés et valétudinaires. Ces dernières sont les plus redoutables pour les populations ; sur elles doit plus particulièrement se concentrer la sollicitude des autorités. L'épidémie de St-Ours appartient à cette dernière catégorie.

La durée totale de l'épidémie n'a pas été considérable ; mais elle a été longue pour chaque malade en particulier, parce qu'ils sont restés un cer-

tain temps sans traitement. D'après nos notes,
la fièvre a duré : 8 jours chez 2 habitants.

—	14	—	1	—
—	17	—	1	—
—	20	—	1	—
—	22	—	1	—
—	23	—	1	—
—	25	—	3	—
—	27	—	1	—
—	30	—	5	—
—	39	—	1	—
—	40	—	1	—
—	41	—	1	—
—	45	—	1	—
—	48	—	1	—
—	50	—	6	—
—	60	—	7	—
—	75	—	5	—
—	80	—	1	—
—	90	—	2	—
—	105	—	4	—
—	120	—	2	—
—	un temps inconnu		1	—
	978		49	

Ces chiffres donnent la mesure et des souffrances
éprouvées et du temps perdu. Encore n'est-il ici
question que des malades dont nous avons suivi le

traitement. Si le nombre total des malades a été réellement de 129 en 1855 ainsi que ce chiffre ressort de nos recherches, on aurait à regretter une perte approximative de 2,624 journées :

$$x : 129 :: 978 : 49.$$
$$x = 978 \times \tfrac{129}{49} = 978 \times 2,63 = 2624,74.$$

Les sujets atteints de fièvres intermittentes nous ont présenté les types quotidien, tierce et quarte. Le premier a été constaté sur **18** malades ; chez deux d'entr'eux, la fièvre primitivement quotidienne a revêtu le type tierce ; elle est devenue quarte chez deux autres ; sur trois elle s'est compliquée d'état typhoïforme.

Nous avons compté **12** fièvres tierces : l'une d'elles est passée au type quarte ; et, chose plus rare ! une autre est revenue au type quotidien.

Les fièvres quartes, au nombre de **14**, se sont présentées simples dans **11** cas, et compliquées dans trois autres de phénomènes adynamiques ou typhoïques.

Les accès dans la plupart des cas ont été caractérisés par les trois stades classiques ; quelques-uns n'ont été constitués que par deux, le frisson particulièrement ne s'étant pas fait sentir ; enfin, un seul stade signalé par la sueur a marqué l'accès dans les cas les plus nombreux.

La périodicité s'est montrée plus ou moins régulière. Les accès, plus ou moins durables, plus ou moins intenses, ont avancé ou retardé ; la réaction s'est opérée plus ou moins tôt. La longueur des intermissions a varié beaucoup. Nous avons observé, en un mot, autant de nuances que de cas se sont déclarés.

La forme inflammatoire a manqué à notre observation. Le plus souvent la forme muqueuse avec embarras gastrique a dominé dès l'abord et s'est convertie ensuite en un véritable état adynamique ou typhoïforme. Il est peu surprenant que l'affection ait revêtu ces derniers caractères, car elle s'est adressée à des individus lymphatiques, faibles, mous, misérables, mal nourris, mal logés, ayant subi de pareilles atteintes pendant les deux années précédentes, et vivant dans une contrée où les pluies avaient été incessantes, où le sol n'a cessé d'être humide et où l'atmosphère était constamment chargée de vapeurs effluvéennes.

Un seul malade a été frappé de fièvre pernicieuse bien caractérisée.

La pneumonie est venue compliquer la maladie dans un cas (obs. n° 1) ; il y a eu complication d'engorgements hépatiques et spléniques dans trois observations (n°s 3, 27 et 31), et d'ascite dans une autre (n° 8).

Nous avons vu la sueur persister chez quelques fiévreux (le n° 28 en particulier), mais sans complication inflammatoire, sans rémittence marquée : il n'existait en effet ni chaleur à la peau, ni sensibilité à l'épigastre, ni rougeur de la langue, etc., pendant la période apyrétique.

Quelques récidives ont eu lieu.

Un fait à signaler c'est que, si l'état adynamique s'est emparé à des degrés divers de la plupart des sujets, la forme typhoïque s'est établie chez un certain nombre. Comme particularité, nous ferons observer que certaines maisons en sont devenues le foyer : ainsi, la famille Labourier a vu, sous le même toit, six de ses membres (*obs. nᵒˢ* 1, 2, 3 , 4, 5 *et* 6) atteints à la même époque de fièvres à divers types , trois d'entr'eux (*obs. nᵒˢ* 1, 3 *et* 5) offrant les symptômes tranchés de la fièvre typhoïde...... Sept personnes dans la maison Monet (*obs. nᵒˢ* 11 , 12, 13, 14, 15, 16 *et* 41) ont contracté des fièvres intermittentes devenues adynamiques ou typhoïques : l'une d'elles (*obs. nᵒ* 11) a éprouvé la fièvre typhoïde la mieux caractérisée et la plus grave ; elle n'est entrée en convalescence qu'après avoir passé par une position désespérée.

Les fièvres intermittentes ont été combattues par lespécifique connu, le sulfate de quinine, administré sous formes sirupeuse ou pilulaire ou en solution dans un véhicule.

Le sirop a été donné aux enfants seul ou mêlé à une petite quantité de sirop diacode, à la dose de trois à quatre cuillerées à bouche entre chaque accès....... Les pilules prescrites aux adultes se composaient la plupart de dix centigrammes de sulfate de quinine et d'un centigramme d'extrait gommeux d'opium : nous en avons fait prendre en général quatre à huit par jour, d'heure en heure ou toutes les deux à trois heures, durant la période apyrétique, et chacune accompagnée d'une infusion de tilleul ou autre.

Chez quelques malades le sel fébrifuge a été pris en solution dans une infusion légère de café torréfié. Chez d'autres, on l'a administré par l'anus à la dose de 10, 12, 14 et 16 décigrammes, suivant l'intensité des accès ou le type périodique, et entre chaque accès (1).

---

(1) Voici la formule et le mode d'administration que l'expérience nous a fait adopter d'une manière à peu près générale et que nous avons mis à application pendant l'épidémie.

SOLUTION POUR LAVEMENTS.

Pr. Sulfate de quinine. . . . .   1 gramme.
Eau de Rabel.   9   id.
Eau distillée . . . .   4 cuillerées à b.
Laudanum de Sydenham. . . . .   15 gouttes.
F. s. a.

Dose : Chaque lavement, composé d'une cuillerée à bouche de cette solution et de deux à trois cuillerées à bouche d'un liquide mucilagineux (décoction de graines de lin ou de racines de guimauve, etc. ,) est administré avec une demi-seringue et non avec

Chez la plupart des sujets et particulièrement chez ceux à tempérament nerveux et à estomac irritable, nous associons au sulfate de quinine une préparation opiacée (*sirop diacode*, *extrait gom. thébaïque*, *laudanum*) : l'expérience nous a appris que cette addition facilite l'acceptation du médicament ; elle empêche ou modifie cette première sensation d'excitation à laquelle ce sel donne lieu quelquefois ; elle prévient l'excès d'action dont il est susceptible et qui se traduit par de légers symptômes, bourdonnements d'oreille, étourdissements, vertiges, obscurcissements de la vue, envies de vomir, faiblesse des membres, etc........ L'ingestion d'un véhicule dans l'estomac en même temps que celle des pilules est d'une importance réelle : elle favorise la disgrégation et la solubilité des éléments qui les composent ; elle facilite et active leur absorption.

La médication que nous avons recommandée aux habitants de St-Ours devait être simple et économique : nous pensons avoir rempli cette double condition. Aussi n'avons-nous point eu recours à d'autres formes d'emploi du sulfate de quinine, comme la *solu-*

---

un clysopompe, et gardé avec soin. Une précaution utile consiste à rendre préalablement l'intestin libre par un remède simple. — Ces lavements médicamenteux sont donnés pendant l'apyrexie, au nombre de 3 à 6, et à une distance de 2 à 4 heures les uns des autres.

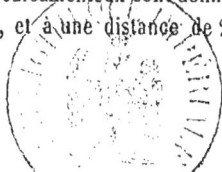

tion alcoolique, moyen plus coûteux mais actif chez les enfants, en frictions le long de la colonne verté- brale ; comme la *pommade*, médicament dispendieux et trop souvent mis en usage sans efficacité démon- trée.

La quantité de l'anti-périodique a varié suivant les âges, les sexes, les tempéraments et surtout suivant le type de fièvre. Il a été administré à doses moindres chez les enfants et les femmes que chez les adultes et les hommes. Le type tierce en a exigé une quantité plus considérable que le type quotidien ; et le type quarte, une dose plus élevée que le type tierce.

Nous avons adopté en pratique le mode de frac- tionner le sulfate de quinine que certains médecins font prendre à dose élevée en une ou deux prises. Par notre méthode, l'estomac s'en accommode mieux et l'organisme s'en imprègne plus vite et sans ré- pulsion.

Les récidives nous ont contraint à revenir à l'em- ploi du fébrifuge de la même manière que dans les premiers accès.

Malgré la cessation des accès de fièvre, nous avons continué l'usage du médicament à doses journelle- ment décroissantes. En quittant St-Ours, nous avons conseillé à plusieurs malades de reprendre le fébrifuge de temps en temps, lors même qu'il ne leur resterait aucun souvenir de fièvre. Nous devons cette pratique à une expérience acquise dans diverses localités où chaque année nous avons à combattre de nombreuses fièvres paludéennes.

Comme succédanés du sulfate de quinine , nous avons prescrit la petite centaurée, la camomille romaine, le café torréfié, l'infusion, la décoction et le vin de quinquina ; c'est surtout dans les convalescences et dans les complications adynamiques que nous avons insisté sur ces diverses préparations. Notre désir eût été de conseiller l'extrait de quinquina dont notre pratique habituelle enregistre les effets heureux ; mais nous ne pouvions perdre de vue la question d'économie.

Nous passons sous silence les moyens hygiéniques dictés aux malades.

Lorsque nous avons eu à traiter une fièvre typhoïde ou des fièvres devenues typhoïformes, notre médication a consisté d'abord dans les purgatifs répétés , dans les boissons acidules, les cataplasmes et les lavements froids et acidulés , etc. ; plus tard , dans les toniques et spécialement dans les préparations de quinquina.

Chaque complication a reçu le traitement rationnel qu'elle réclamait.

En somme , le traitement opposé à l'épidémie a été suivi de succès.

Peut-être avons-nous consacré au chapitre thérapeutique un développement inaccoutumé ! nous ne l'avons pas fait sans but. Un premier devoir pour nous était de rendre compte à l'Administration du mode et de l'application du traitement suivi dans l'épidémie. Nous avons ensuite considéré comme une obligation non moins impérieuse, le soin de retracer avec quelques détails une pratique basée sur une expérience déjà exercée relativement à l'emploi des anti-périodiques. Notre intention a été d'éviter la faute générale où l'on tombe en faisant une description de maladie épidémique, de se borner à formuler des indications sommaires sur son traitement.

Pendant le cours de l'épidémie, sur notre demande, M. Raynard, médecin à Pontgibaud, a été invité à partager nos travaux. Avec nous, il a visité les malades; en notre absence, il a rempli nos observations. Nous lui savons un gré infini de sa coopération intelligente et empressée.

Un habitant de St-Ours, M. Ducher, secrétaire de la commune, nous a prêté son bienveillant concours. Il nous guidait chez les malades; sur nos prescriptions, il délivrait aux indigents les médicaments fournis gratuitement par le département (1). Les habitants

---

(1) Comme pièces justificatives, nous avons accompagné notre rapport à l'Administration : 1°. d'un tableau synoptique de toutes les observations des malades; 2°. d'une liste des malades indigents certifiée par le maire de St-Ours à la date du 29 novembre 1855; et 3°. de la note des médicaments délivrés gratuitement par l'Administration et fournis par M. Lamotte, pharmacien à Riom.

et l'Administration lui doivent comme nous de la reconnaissance et des remercîments.

Enfin , nous sommes heureux de consigner ici
l'empressement des malades à recevoir nos soins.
L'autorité doit trouver une large part dans les sentiments de reconnaissance qu'ils nous ont manifestés.

DEUXIÈME PARTIE.

CAUSES DE L'ÉPIDÉMIE

ET DE L'INSALUBRITÉ DE ST-OURS.

La mission de médecin des épidémies ne consiste pas seulement à visiter les malades, à leur prescrire des médicaments, à combattre en un mot l'affection régnante. Il doit étudier les causes qui l'ont produite et les moyens propres à prévenir son retour. Ces recherches ont été faites à St-Ours : nous avons passé en revue la topographie du pays, les habitations particulières, les lieux de réunion, la qualité des eaux, la disposition du cimetière, etc. Cette espèce de statistique médicale va faire l'objet de la deuxième partie de notre travail, où l'on observera que, si nous ne sommes pas parvenu à la connaissance *précise* des causes qui, de près ou de loin, ont pu déterminer l'épidémie, nous sommes arrivé non-seulement à déceler des influences qui ont pu lui prêter leur concours et qui dans toutes circonstances ne peuvent qu'être nuisibles à la santé publique, mais encore à signaler des moyens d'assainissement facilement exécutables.

La commune de St-Ours, située dans la partie occidentale et montagneuse de l'arrondissement de Riom (Puy-de-Dôme), fait partie du canton de

Pontgibaud. Le terrain sur lequel elle repose est primitif : à l'est il est formé en partie par la coulée de laves provenant du puy de Louchadières, l'un de ceux qui constituent la chaîne des monts Dômes ; à l'ouest, il est granitique. Généralement accidenté et peu boisé, son sol cultivé produit principalement du seigle, du sarrazin et des pommes de terre.

Cette commune comprend diverses sections, dont St-Ours est le chef-lieu. Dans le tableau suivant, nous les énumérons en mettant en regard le nombre des feux et des ménages et le chiffre de la population. Nous avons pris soin de séparer les chiffres qui concernent le village, comme devant fixer plus spéciale-ment notre attention.

SECTIONS.	FEUX.	MÉNAGES	POPULATION.
St-Ours. { Bourg........	58	58	261
{ Reste de la sectⁿ.	103	103	449
Les Fontêtes...........	84	86	387
Vauriat...............	37	37	303
Les Roches............	73	73	285
Villelongue...........	56	56	270
Péchadoire...........	47	47	232
Le Bouchat...........	23	23	129
Bois de Riom.........	»	»	»
La Cheire...........	»	»	»
Totaux........	481	483	2,336

Ainsi, la commune de St-Ours comprend 481 feux,

483 ménages et 2,336 habitants. Le chef-lieu
compte à lui seul 58 maisons agglomérées et 261
habitants ; il occupe le centre de la commune, sur une
élévation granitique dominée à l'est par des montagnes élevées, dont il est séparé par un vaste communal dit Chantasset. Des coteaux cultivés le limitent
au nord et au sud ; à l'ouest se déroule un vaste pays
en pente qui se continue jusqu'à Pontgibaud , à une
distance d'environ cinq kilomètres. La route départementale n° 5, de Riom à Pontgibaud, le traverse.
Au milieu de ce village se trouve bâtie l'église sur
le terrain même du cimetière ; au sud-est on a construit une maison qui sert de mairie et d'école com-
munale.

Le nombre des naissances dans la commune de
St-Ours forme une moyenne annuelle de 63 individus, soit : 29 du sexe masculin et 34 du sexe féminin. — Le chiffre moyen des décès s'élève à 53 ,
parmi lesquels 5 pour le bourg de St-Ours. — L'on
célèbre tous les ans 16 mariages. — Ces données
ressortent d'une moyenne de 10 années (de 1845 à
1854 inclusivement) ; leur importance consiste dans
la comparaison que l'on peut établir entr'elles et celles
de l'année 1855 , dans laquelle on a enregistré
66 naissances , dont 39 du sexe masculin et 27 du
sexe féminin ; 57 décès, dont 15 pour le chef-lieu ;
et 11 mariages.

Quinze décès dans St-Ours en 1855, tandis qu'en

moyenne on n'en a compté que 5 pendant chacune
des dix années précédentes, voilà un nombre qui tri-
ple celui des morts! Il ne faut cependant pas voir
dans cette augmentation de mortalité un tribut payé
par l'épidémie de 1855, puisque nous n'avons ins-
crit que 4 décès péndant son règne. Ne sera-t-on pas
porté plutôt à la considérer comme la conséquence
d'une maladie qui, s'étant implantée dans la commune depuis trois années, est venue imprimer sur les
constitutions son cachet morbide et provoquer des
affections consécutives qui se sont terminées fatalement!

Ces observations statistiques émanées du chiffre
des décès sont les seules que nous avions à faire ressortir dans l'intérêt de notre travail. Néanmoins nous
les faisons suivre des tableaux qui leur ont servi de
base. Le premier établit le nombre des naissances et
mariages; dans le second sont exposés par années et
par mois les chiffres de mortalité, ceux de la section
de St-Ours se trouvant distincts de ceux des autres
sections.

ANNÉES.	NAISSANCES.			MARIAGES.
	MASCULIN.	FÉMININ.	TOTAL.	
1845.....	29	37	66	8
1846.....	41	34	75	19
1847.....	21	26	47	15
1848.....	31	32	63	15
1849.....	44	38	82	17
1850.....	27	24	51	13
1851.....	31	39	70	20
1852.....	35	37	72	18
1853.....	13	41	54	17
1854.....	27	32	59	21
Totaux.	299	340	639	163
1855.....	39	27	66	11

DÉCÈS.

ANNÉES.	1845.		1846.		1847.		1848.		1849.		1850.		1851.		1852.		1853.		1854.		TOTAUX.	1855.	
MOIS.	St-Ours	Autres sections	St-Ours	Autres sections	St-Ours	Autres sections	St-Ours	Autres sections	St-Ours	Autres sections	St-Ours	Autres sections	St-Ours	Autres sections	St-Ours	Autres sections	St-Ours	Autres sections	St-Ours	Autres sections		St-Ours	Autres sections
Janvier....	»	2	»	4	»	1	4	11	2	13	1	6	»	6	1	1	»	5	1	4	62	»	2
Février....	4	3	»	2	»	3	1	15	2	5	»	5	»	3	»	5	»	5	»	5	41	2	3
Mars......	»	»	»	6	1	6	2	15	»	5	»	3	»	5	»	7	»	9	1	7	65	1	4
Avril......	»	4	1	8	1	2	»	5	»	2	1	2	2	6	»	4	1	6	»	7	52	1	5
Mai.......	1	»	»	»	»	1	2	7	»	6	»	4	»	2	»	»	»	3	»	1	41	1	5
Juin.......	»	1	»	5	»	2	»	2	»	2	»	4	2	4	»	5	1	»	»	7	27	»	8
Juillet.....	»	»	»	5	»	6	»	13	»	5	»	4	»	1	»	6	»	6	»	3	50	2	5
Août......	»	»	»	6	»	12	»	5	1	2	»	4	1	1	»	2	»	»	»	2	46	2	5
Septembre..	4	»	»	5	»	15	2	5	»	5	»	4	»	3	»	3	»	3	»	3	46	2	3
Octobre....	»	4	1	4	2	4	»	4	»	4	»	3	1	5	»	2	»	6	»	7	39	3	3
Novembre..	»	3	1	7	1	7	2	6	»	5	»	2	»	5	»	2	»	4	»	2	45	1	4
Décembre..	»	6	1	5	1	8	2	5	»	1	1	1	»	4	»	2	»	»	»	3	44	»	5
Saint-Ours..	4	·	4	·	5	·	13	·	6	·	4	·	8	·	2	·	3	·	2	·	53	13	·
Autres sect.	·	21	·	53	·	67	·	71	·	50	·	38	·	41	·	37	·	50	·	57	485	·	42
Totaux.	25		57		72		84		56		42		49		39		53		61		538	57	

D'après ces états statistiques, il est facile de constater que la mortalité de la commune de St-Ours n'est pas exagérée. En calculant la moyenne sur dix années, nous trouvons 1 décès sur 44 habitants pour toute la commune ; et si nous cherchons la proportion pour la section de St-Ours, il n'y a plus que 1 décès sur 52 habitants. En 1855 la mortalité a un peu augmenté, car elle se trouve de 1 sur 40 pour toute la commune, et de 1 sur 47 pour la section de St-Ours prise isolément. Quoi qu'il en soit , le nombre des morts ne complique pas la situation actuelle ; ce qui la compromet, c'est l'état souffreteux continu de la population , c'est l'état d'inaction où elle plonge les cultivateurs ; et ce qui peut l'empirer pour l'avenir, c'est la disposition qu'imprime la maladie épidémique à d'autres affections plus compromettantes et dont la terminaison fâcheuse viendrait grossir nécessairement le chiffre de mortalité.

Où se trouvent donc les influences mauvaises que nous accusons de produire ces résultats. Essayons de les découvrir soit dans les lieux de réunion soit dans la disposition du sol.

L'église peu spacieuse, basse, humide, mal aérée, obscure, est assise et prend ses jours et sa principale entrée sur le cimetière. La lumière s'y introduit par quelques croisées adaptées à son chevet ; l'air n'y pénètre que par deux portes : l'une assez grande établie à l'ouest, rarement ouverte ; l'autre petite donnant au

midi, et servant journellement d'entrée aux paroissiens qui, pour y arriver, traversent nécessairement
le cimetière. D'après nos calculs approximatifs et sans
tenir compte du chœur qui est restreint, la surface
intérieure de cette église n'excède pas 140 mètres.
Suivant nos renseignements, les habitants s'y placent
avec difficulté les dimanches et jours de fête ; la chaleur les y incommode ; les murs et les vitres s'y couvrent d'humidité. On conviendra sans peine de ces
inconvénients et conséquemment de l'insuffisance de
l'espace et de l'air, si l'on se rappelle que la population de la commune compte 2,336 individus et que
les deux tiers au moins doivent se rendre aux offices.
Or si, comme nous en sommes convaincu, ces conditions de l'église ne sont pas de nature à engendrer
une épidémie, elles nous paraissent susceptibles de
fournir leur contingent d'insalubrité, d'autant plus
que le voisinage du cimetière y ajoute les plus mauvaises dispositions hygiéniques.

Le cimetière, en effet, occupe avec l'église le centre
du village : sa surface mesure huit cents mètres au
p'us, et encore une portion se trouve-t-elle envahie par
des sentiers et par quelques concessions ! cette étendue
de terrain ne nous paraît pas suffisante pour une commune où l'on enterre, année commune, cinquante-
quatre cadavres, et où le nombre des inhumations
peut s'élever à soixante et onze comme en 1847, et à
quatre-vingt-quatre comme en 1848. Elle est divisée

diagonalement en deux portions par un sentier qui
conduit à l'église. Un tiers à peu près, situé à l'est,
formé par un sol pierreux et granitique, ne permet
pas de creuser les fosses à plus d'un mètre cinquante
centimètres; et dans une grande partie, on ne saurait
atteindre une profondeur de plus d'un mètre. Dans
la portion occidentale, celle qui entoure l'église et
dans laquelle on a rapporté de la terre, le creusement
des fosses peut être porté à un mètre soixante centimètres au plus. Ces divers degrés de profondeur peu
en harmonie avec les règlements ne le sont pas davantage avec l'hygiène publique.

Indépendamment du défaut d'espace du cimetière
et de l'insuffisance de profondeur des fosses, il existe
une circonstance que nous devons révéler. Sa surface
est toute couverte de tombes ou plutôt de pierres tu-
mulaires longues, plus ou moins brutes, la plupart
sans inscriptions. Sous la même pierre reposent les
membres d'une ou de plusieurs familles : chacun tient
à y être inhumé avec les siens ; cette pierre est une
propriété consacrée par le temps et par l'usage. Il en
résulte que, plusieurs décès ayant lieu à des époques
plus ou moins rapprochées dans une même maison,
ou bien on exhume des portions d'un cadavre en voie
de putréfaction pour faire place à un nouveau ; ou
bien, s'il est intact et qu'on respecte la bière, nécessairement on ne peut enterrer le dernier assez
rofondément. Nous tenons du fossoyeur que fréquem-

ment en ouvrant les fosses il trouve des cercueils non
pourris et des chairs non consumées...... Un pareil
état de choses nous paraît à la fois insalubre et immoral : insalubre, parce que de ces débris organiques
se dégagent des émanations puantes et méphytiques ;
immoral, parce que les paroissiens, traversant chaque
jour le cimetière pour se rendre à l'église , et le fré-
quentant davantage les jours où l'on procède à une
inhumation, deviennent témoins de ce triste spectacle
qui déroule devant leurs yeux les restes de leurs pro-
ches dont la décomposition n'est pas achevée.

Ainsi , le cimetière de St-Ours est mal situé ,
puisqu'il occupe le centre du village et que l'église
est bâtie sur son terrain ; il est insalubre, puisque ,
d'une part, son sous-sol pierreux ne permet pas de
creuser les fosses à la profondeur exigée par les règlements ; et puisque, d'une autre part, on y dépose
plusieurs cadavres sous une même pierre avant le
temps nécessaire à la putréfaction de ceux qui ont
été inhumés précédemment (1).

---

(1) Un décret du 22 prairial an XII (12 juin 1804) défend avec
sagesse les inhumations dans les souterrains d'églises , dans les
lieux où l'on se rassemble pour l'exercice du culte et dans l'enceinte
des villes et des bourgs. Les articles 2 et 3 du même décret exigent
que les cimetières soient établis à la distance de 18 à 20 toises de
l'enceinte des villes et des bourgs , qu'ils soient clos de murs d'une
toise au moins d'élévation. — D'après le décret du 7 mars 1808 ,

Ces mauvaises conditions du cimetière existaient bien avant la naissance de l'épidémie qui nous occupe; loin de nous conséquemment l'idée de leur en attribuer la cause occasionnelle! Toutefois, nous ne pouvons nous empêcher d'y reconnaître des éléments d'insalubrité qui doivent être portés à la connaissance de l'Administration et qui réclament un transfert dans un emplacement plus convenable et plus vaste.

Si nous sommes bien renseigné, la décision d'un emplacement nouveau rencontrerait quelque opposition de la part des habitants de St-Ours. Cette résistance trouverait peut-être sa source dans le respect dû aux morts et dans ce sentiment de piété propre à tous les hommes de garder religieusement le plus près d'eux les cendres de leurs aïeux; elle se baserait surtout sur la routine et sur ce prétendu droit de propriété que les familles se sont arrogé et que le temps semble avoir prescrit. Mais, si la sollicitude médiatrice des gouvernants doit prendre en considération et ménager dans une certaine mesure les sentiments affectueux particuliers, elle a des devoirs rigoureux à remplir vis-à-vis de la société; la santé

aucune habitation ne doit être à une distance moindre de 100 mètres des cimetières. — Enfin les fosses doivent avoir 1 mètre 1/2 à 2 mètres de profondeur, sur 8 décimètres de largeur, et être distants l'un de l'autre de trois à quatre décimètres sur les côtés, (décret du 23 prairial an XII).

publique l'invite à détruire les causes d'insalubrité ;
la civilisation lui en impose l'obligation.

Une autre influence capable d'ajouter à l'altération
de l'air respirable, nous a paru résider dans la disposition du local où l'on réunit les enfants pour l'éducation religieuse et pour l'instruction primaire. On a
construit à St-Ours une maison commune, composée
d'un rez-de-chaussée et d'un premier étage. Celui-ci
comprend une salle mal éclairée, peu aérée, privée de
cheminée, et dans laquelle se fait la mairie, et divers
appartements assez convenables, quoique mal établis,
servant d'habitation au frère instituteur. Le rez-de-
chaussée se compose de deux pièces principales :
l'une située au-dessous de la salle de la mairie, peu
espacée, obscure, puant terrier dans lequel un vicaire
enseigne le catéchisme à un grand nombre d'enfants
entassés les uns sur les autres ; l'autre, vaste, trop
basse, pavée avec une lave humide et froide, presque
en contre-bas du sol extérieur, et dans laquelle on fait
journellement la classe à 60 ou 70 élèves..... En
somme, le bâtiment entier est défectueux et en dé-
saccord avec les lois hygiéniques les plus usuelles.

Il est vrai que les habitations particulières ne présentent pas des conditions meilleures : toutes consis-
tent en une pièce de rez-de-chaussée, encavée, non
dallée, humide, enfumée, inaccessible à l'air et aux
rayons solaires, servant à tous les usages, occupée par
des guenilles poudreuses et par une foule d'objets à

odeur nauséabonde. Dans leur enceinte, l'air vicié par tant d'émanations malsaines ne peut être favorable à l'hématose, et les individus qui le respirent sont plus que d'autres prédisposés à contracter des affections qu'engendre une cause inaccoutumée. Aussi les habitations publiques et privées attendent-elles des modifications de ceux qui peuvent donner l'impulsion tant pour le mode de construction que pour la tenue intérieure! Pourquoi les propriétaires ne seraient-ils pas assujettis à certaines règles architecturales en rapport avec l'hygiène usuelle, et invités, encouragés même à certaines lois de propreté d'intérieur, tout comme on les contraint à l'observance de règlements qui touchent à la salubrité extérieure? Et, à plus forte raison, pourquoi une sévérité plus grande ne préside-t-elle pas à l'édification des établissements publics? L'on ne devrait jamais perdre de vue que l'habitation même momentanée, dans un milieu où tout favorise la stagnation d'un air vicié, renforce certaines prédispositions morbides chez ceux qui en sont atteints déjà et les développe chez ceux qui en avaient été exempts; que conséquemment la capacité des appartements doit être proportionnée au nombre des individus appelés à les habiter; et que particulièrement les salles destinées aux enfants exigent des dimensions plus vastes, en rapport avec l'activité respiratoire plus grande de leur âge.

De toutes ces causes manifestes d'insalubrité, qui

ont dû jouer un rôle accessoire non dans la production mais dans le développement de l'épidémie de St-Ours, nous pourrions rapprocher celles qui proviennent des habitudes, du mode d'alimentation, de l'état de la voirie, etc. ; mais ce sont de ces éléments qui, quoique capables de venir en aide à une cause épidémique, sont observés dans tout autre village. Nous nous bornerons à fixer un instant notre attention sur les eaux qui servent à la boisson et aux divers usages domestiques.

Dans St-Ours, il n'existe pas de fontaine : des puits en tiennent lieu. Autrefois leur nombre était restreint : on y puisait beaucoup et l'eau se renouvelait sans cesse. Aujourd'hui l'on en compte quinze, alimentés bien plus par les infiltrations provenant d'eaux ménagères et de fumiers que par celles que fournissent les terres du voisinage. Les unes et les autres traversent pour arriver aux puits une couche de terrain trop faible, puisque leur niveau dans ces excavations se trouve à deux mètres de profondeur au plus, et la colonne totale du liquide n'excède pas huit mètres. Ces eaux assez claires ne sont désagréables ni au goût ni à l'odorat, mais elles ne sont pas assez renouvelées pour être suffisamment pures et saines. Dans tous les cas, il serait ridicule de leur attribuer les propriétés épidémiques qu'on s'était plu à leur accorder dans le pays.

A l'ouest du village, à 400 mètres des habitations, à l'extrémité nord-ouest du communal dit le Coudert, on trouve une fontaine et un lavoir bâtis , alimentés par une source d'eau très-potable, agréable au goût, dissolvant complétement le savon, faisant bien cuire les légumes, et abondant en toute saison. Journellement les femmes s'y rendent pour laver leur linge, mais elles n'y puisent pas l'eau pour le ménage. Il est vrai que la distance est assez considérable ; que pour en revenir il faut gravir une côte assez rapide ; et qu'en temps de pluies abondantes, un ruisseau qui coule au devant de la fontaine se convertit en torrent, comble le lavoir de graviers et rend celle-ci inacces-. sible ; mais de faibles travaux , l'établissement d'un ponceau, une petite tranchée dans le terrain détrui- raient toutes les difficultés...... Les habitants de St-Ours nous permettront donc de leur conseiller l'eau de la fontaine pour boisson habituelle , et celle de leurs puits pour les divers usages domestiques.

Ce village est entouré de communaux. A l'est existe le plus vaste , celui qui le sépare des collines formées par la coulée de lave du puy de Louchadière. Bordé de ce côté par les roches volcaniques sur les-quelles est bâti le bourg du Bouchet, limité au nord et au sud par des prairies et des champs cultivés , bordé à l'ouest par le coteau granitique qui sert de base au village de St-Ours , ce communal consiste en un terrain à fond granitique et argileux , en partie submergé, couvert en partie d'un gazon menu et rabougri , et comprenant environ dix-neuf hectares (1)..... Au centre s'élève un monticule appelé *Sur-la-Rase,* formé par un soulèvement volcanique. La grande route départementale de Riom à Pontgibaud traverse le communal dans sa portion septentrionale ; un chemin vicinal, allant de St-Ours aux Roches, divise sa portion occidentale au pied du monticule de la Rase. Cette disposition des routes établit trois divisions principales : l'une au nord, bordant le grand chemin, inégale, inclinée au sud et composée de petites mares d'eau ; l'autre à l'est, composée du monticule Sur-la-Rase et du communal de Chantassaie qui est converti en une narse considérable, alimentée par les eaux pluviales et par une source abondante qui sourd au sud-est ; enfin une troisième division, située à l'ouest, appelée le communal *des Bouillarots*, occupant la partie la plus déclive, couverte d'un grand nombre de cavités ou petits amas d'eau dormante, et dont l'ensemble présente une pente au bas de laquelle les eaux trouveraient au sud-ouest un débouché facile pour s'écouler dans les vallées de Pontgibaud.

---

(1) De crainte que notre appréciation sur la contenance des communaux ne fût erronée, nous avons chargé un géomètre de la relever. Voici les chiffres qu'il nous a transmis :

Grand communal, à l'est..........	18 hect.	76 ares	90 cent.
Petit communal, à l'est............	»	80	»
Communal, à l'ouest (côté septentr¹).	5	89	10
Communal, à l'ouest (côté mérid¹)..	2	61	»
TOTAL......	26	07	»

Le communal de Chantassaie a la forme d'un en-
tonnoir : la portion complétement submergée occupe
une étendue de terrain d'environ 6 hectares. En
général, dans les temps de sécheresse, les eaux s'y
réduisent à moitié : dans ces dernières années, elles
y sont restées constamment abondantes. Leur trop-
plein n'a pas d'issue latérale : elles s'infiltrent et se
perdent dans l'intérieur des terres et dans les fissures
de rochers qui composent le sous-sol (1). Le reste
de ce communal, y compris le monticule et celui des
Bouillarots, mesurent à peu près neuf hectares in-
cultes, où l'on n'observe aucune plantation et où l'on
mène paître les moutons et d'autres animaux.

A la sortie du village, du côté de Pontgibaud, et
conséquemment à l'ouest, il existe un autre communal, dit le Coudert, partagé en deux portions par la
grande route. La portion sud touche presque aux
habitations ; elle consiste en un terrain granitique et
argileux, gazonné, formant un plateau couvert d'excavations qui conservent l'eau stagnante. Son étendue
est de près de trois hectares. On y voit une source
peu abondante où l'on fait abreuver les animaux......
Le nivellement de ce communal, l'établissement de

---

(1) Il existe à Pontgibaud une fontaine, dite Bramefant, qui
cesse de couler lorsque les eaux de Chantassaie baissent à un certain niveau.

quelques rases ou l'application du drainage condui-
raient les eaux dans le fossé de la grande route et
assainiraient complétement cette localité. — La
portion nord du Coudert, d'une contenance de 4 hectares environ, présente une déclivité marquée du
sud au nord et de l'est à l'ouest; son terrain est uni
et peu pierreux. Son bord septentrional est limité par
un chemin, espèce de ravin recevant les eaux pluviales
qui, lorsqu'elles sont trop abondantes, vont couvrir
d'alluvions la fontaine et le lavoir bâtis au bas de ce
communal.

De ces divers communaux s'élèvent journellement des brouillards considérables que les habitants
disent puants. Or ces vapeurs fétides, nauséabondes,
ne charrient-elles pas des émanations provenant de
végétaux en putréfaction ? Et les effluves suspendus
dans ces vapeurs venant s'abattre sur le village, ne
sont-ils pas la cause des fièvres intermittentes qui se
sont déclarées épidémiquement dans ces trois dernières années ? On ne peut le révoquer en doute.

Avant 1853, on avait eu rarement l'occasion d'observer à St-Ours quelques fièvres intermittentes, mais
il ressort du témoignage des habitants que, de mémoire
d'hommes, ils ne les avaient plus vues sévir en aussi
grand nombre. Ces dernières années ont été si plu-
vieuses, la terre a été tellement mouillée et l'air
tellement chargé d'humidité, que les narses des communaux de St-Ours n'ont pas cessé de retenir des

eaux stagnantes, que la putréfaction végétale a été plus continue, que les vapeurs ont été plus abondantes et les effluves marécageux plus considérables et plus envahissants. Entourés de ces communaux et de ces influences, les habitants ont respiré l'air imprégné de ces vapeurs; leurs poumons en ont absorbé les principes délétères; toutes les surfaces du corps ont pris part à cette absorption; l'économie toute entière s'en est saturée; un empoisonnement réel a eu lieu; et la modification pathologique éprouvée par l'organisme a créé cet état morbide particulier, connu sous le nom de fièvre intermittente ou périodique.

Si la cause des fièvres observées réside dans les exhalaisons malsaines des communaux, évidemment on doit travailler à les empêcher. Le moyen! c'est le dessèchement des narses qui submergent le terrain; les travaux à opérer seraient simples, faciles et peu dispendieux: ils consisteraient à donner un écoulement aux eaux stagnantes.

D'après nos aperçus, un fossé principal pratiqué de l'est à l'ouest dans le communal de Chantassaie, entre la grande route et le monticule de *Sur-la-Rase*, fossé qui aurait une longueur de 120 mètres environ, une profondeur de 3 mètres au plus, et une largeur variable de 1 mètre 50 à 4 mètres, recueillerait les eaux de la narse la plus étendue. Le pont de la grande route y conduirait les eaux de la portion septentrionale recueillies aisément à l'aide de petites rases. Ce fossé principal, traversant le chemin vicinal de St-Ours aux Roches, ferait jonction avec un autre creusé dans le communal des Bouillarots ; et ce dernier recevant des petites rases creusées dans ce communal, servirait de réceptacle à toutes les eaux réunies et leur fournirait un débouché dans le point le plus bas, d'où elles pourraient gagner la vallée située au sud de St-Ours.

Quant aux communaux placés à l'ouest de St-Ours, des fossés et un nivellement de terrain les assainiraient complétement.

Ici se place naturellement la question du drainage : notre attention s'y était arrêtée légèrement, car nous pensions que son exécution nécessiterait une dépense trop considérable pour les ressources de la commune. Le 6 mai dernier, nous avons donné communication de nos observations au comité d'hygiène de Riom, auquel assistait M. de la Vaissière de Volvic : cet agronome intelligent et distingué est entré sur ce sujet dans quelques considérations émanées de son expérience, qui nous ont démontré ce mode d'assainissement comme exécutable et moins coûteux que nous ne le pensions. Depuis cette époque nous nous sommes éclairé par nous-même, et nous restons convaincu que le drainage serait pour St-Ours une bonne fortune, qu'il exercerait sur l'économie rurale une influence heureuse, et qu'il conduirait à un assainissement sérieux....... Au reste cette application pré-

sente aujourd'hui les avantages de l'actualité ; le
Gouvernement vient de soumettre la question au Corps
législatif ; et la présentation d'un projet de loi a été
pour les journaux l'occasion d'exposer les avantages
du drainage, les bons résultats obtenus en Angleterre
et en France. Un article du *Constitutionnel* répété
dans le *Moniteur du Puy-du-Dôme* (*n*° 26 , *3 juin*
1856), et les conclusions du rapport de M. Mille à
M. le préfet de la Loire, jointes à ce même article,
font assez ressortir ses heureux effets sur l'agriculture
et sur la santé publique.

Quoi qu'il en soit des moyens à appliquer, notre
devoir à nous est de signaler à l'Administration l'existence d'un foyer d'infection et de lui dévoiler les
remèdes à lui opposer. C'est à elle de décider de leur
utilité, de consulter ses ressources, d'étudier le mode
d'exécution préférable. Nous ne saurions cependant
trop insister sur l'utilité des fossés à découvert et
surtout des conduits souterrains dans les communaux
de St-Ours ; ces travaux profiteraient à l'état sanitaire
et offriraient à l'agriculture 26 hectares d'un terrain
productif.

L'assainissement qui résulterait de ces travaux,
aurait pour St-Ours un autre avantage : il procurerait
un emplacement des plus convenables pour l'établissement d'un cimetière, dans le cas où l'Administration
déciderait la suppression de celui qui existe au milieu
du chef-lieu. On y trouverait toutes les conditions re-

quises : étendue désirable, nature du terrain, situation
à l'est du village dans un point où dominent les vents
d'ouest et du nord, distance suffisante des habitations,
facilité de communication, éloignement des bois et des
montagnes, et conséquemment aération complète.

En résumé, les diverses causes d'insalubrité que
nous avons trouvées dans les mauvaises dispositions
des habitations publiques et privées, dans les conditions défavorables du cimetière, etc., contribuent à
vicier l'air, portent atteinte aux constitutions et les
prédisposent à recevoir les influences morbides. En
temps d'épidémie, leur action se continue, alors
que l'organisme réclamerait un air plus salubre et
plus vivifiant ; elle augmente l'intensité et la durée
des maladies ; elle rend les convalescences lentes
et incertaines ; et elle les frappe d'une empreinte
adynamique fâcheuse.

Les autres causes, celles qui ont donné lieu aux
fièvres épidémiques, nous pensons les avoir rencon-
trées dans les effluves qui s'exhalent des narses
diverses qui couvrent les communaux, narses entre-
tenues par un temps pluvieux et insolite.

Nous nous sommes demandé cependant si l'action
de ces effluves n'a pas reçu quelque renfort de la constitution médicale générale ? En effet, la commune de
St-Ours n'a pas été la seule où les fièvres intermittentes se soient déclarées plus nombreuses que par le
passé. Généralement plus communes en France, nous

les avons vues se montrer dans des localités où rarement on les observe, et où il serait difficile de découvrir une influence locale occasionnelle. Beaucoup de
névralgies périodiques et d'autres affections à formes
intermittentes ont apparu.. Nous ne pouvons nous
empêcher de citer l'une d'entr'elles qui s'est mani-
festée pendant les mois de juillet, août et septembre
1855, à Riom et dans les environs..... Les malades,
des enfants en plus grand nombre, étaient pris de
diarrhées subites affectant avec prédilection le type
tierce : des évacuations séreuses incessantes, suivies
de prostration extrême, annonçaient l'accès et du-
raient plusieurs heures ; on eût dit un symptôme
cholériforme. Elles cessaient complétement, pour
reparaître avec le même appareil de symptômes le
lendemain ou le surlendemain, à la même heure. Le
sulfate de quinine seul ou associé aux opiacés en
triomphait sans autre médication. Les convalescences
étaient lentes.

Il nous serait facile de rapporter ici des faits assez
nombreux que nous avons recueillis ; nous nous bornerons à rappeler que notre petite fille âgée d'un an
a été atteinte, à Aigueperse, en août 1855, d'une
diarrhée périodique tierce des plus graves et qu'elle
a dû son salut à l'administration du sirop de quinine
diacodé et à des frictions d'alcool quininé. Le jour où
nous allâmes la voir, ne trouvant pas le médecin qui
avait été appelé, nous lui écrivîmes : « J'ignore

quelle est la constitution médicale actuelle à Aigueperse : à Riom, il règne des diarrhées intermittentes.
Veuillez fixer votre attention sur celle de ma chère
enfant, dont les symptômes paraissent présenter quelque analogie avec les leurs... » L'observation est venue
donner droit à nos prévisions ; ce fait a été contrôlé par
nos honorables confrères Mancel, Saynes et Lagout,
envers lesquels nous sommes reconnaissants des bons
soins dont ils ont entouré notre intéressante malade.

En rapprochant ces fièvres réglées, ces névralgies
périodiques, ces diarrhées intermittentes, etc., ne
verra-t-on pas comme nous des maladies différentes,
liées entr'elles par la forme, par la ressemblance de
quelques symptômes, par leur apparition dans la
même saison, et par leurs effets identiques particulièrement adynamiques et typhoïques. Tous ces phénomènes ne révèlent-ils pas une sorte de parenté
entr'elles et conséquemment une même origine ? n'a-
vons-nous pas raison de soupçonner qu'une part d'influence épidémique générale a pu s'allier à celle
qui s'est détachée des marais de St-Ours, et que ces
deux influences pleines d'affinité l'une pour l'autre
ont pu exercer une action combinée ? Ce n'est pas la
première fois que nous avons été à même d'observer
ces résultats : en 1849, la même physionomie vint
revêtir les affections qui exercèrent tant de ravages.
La fièvre intermittente, le choléra, la suette, la dys-
senterie marchèrent de front ou se succédèrent ; les

formes adynamique et typhoïde vinrent leur imprimer leur cachet ; et en 1850 nous formulions la même opinion dans les termes suivants :

« La fréquence de périodicité observée, les formes adynamique et typhoïque qui se sont montrées, la similitude de physionomie avec les affections qui naissent ordinairement dans nos pays marécageux, ne paraissent-elles pas se prononcer en faveur d'une cause miasmatique du choléra ? ne semblent-elles pas renforcer l'opinion déjà exprimée plus haut, c'est-à-dire que le principe spécifique du choléra est doué de la plus grande affinité pour les miasmes des contrées marécageuses et d'une tendance particulière à se marier avec ces derniers et à se fixer là où ils sont permanents?.... Ne nous dictent-elles pas aussi ce précepte que, dans des circonstances analogues, l'on devrait recourir aux anti-périodiques, sinon comme moyen curatif, du moins comme moyen prophylactique (1)? »

Nous en avons fini avec l'épidémie de St-Ours et avec les causes d'insalubrité de ce village. Voici les conclusions principales qui découlent de notre travail :

1°. La maladie épidémique que nous avons été

---

(1) Considérations sur la nature du choléra observé en 1849 dans l'arrondissement de Riom (Puy-de-Dôme), par M. le docteur Aguillon, page 31, in-8º, J.-B. Baillière, Paris, 1850.

appelé à soigner au mois d'octobre 1855 , a consisté
en des fièvres intermittentes à divers types ;

2º. Née en 1853 , elle s'est montrée de nouveau
l'année suivante et s'est renouvelée en 1855 , dans
une contrée où les fièvres étaient rares auparavant ;

3º. En 1855, dans le chef-lieu seul, dont la population est de 261 habitants, elle en a frappé la moitié
et plus particulièrement les personnes jeunes et du
sexe féminin : on a compté 129 malades , parmi lesquels 49 ont reçu nos soins ;

4º. Le nombre des malades s'est accru chaque
année : du chiffre de 50 observé la première année,
il s'est porté à 103 la seconde , et à 129 la troisième ;

5º. L'époque d'invasion a été le mois de juillet ;
les cas les plus nombreux se sont déclarés pendant les
mois de septembre et d'octobre ; la terminaison a
coïncidé avec le commencement de décembre ;

6º. Le trait saillant de l'épidémie a été la physionomie adynamique et typhoïforme revêtue par les
divers types de fièvres ;

7º. Nous n'avons enregistré que quatre décès sur-
venus sur des individus avancés en âge ou très-jeunes
qui n'avaient reçu aucun soin. Mais si l'épidémie
n'a pas été funeste par la mortalité , elle a contribué
puissamment à détériorer les constitutions et à engendrer des cachexies fâcheuses pour l'avenir ;

8º. Le sulfate de quinine et les autres préparations

de quinquina ont fait la base du traitement des fièvres
périodiques ; les toniques, celle des formes adynamiques ; les purgatifs et les toniques, celle des affections
typhoïformes. Cette médication a triomphé efficace-
ment de l'épidémie ;

9°. Les soins ont été donnés gratuitement à tous
les malades, et les médicaments administrés gratis à
tous les indigents ;

10°. Les causes principales ou occasionnelles doivent être rapportées à l'influence épidémique générale
qui règne depuis plusieurs années, et à l'influence
locale des effluves qui s'exhalent des eaux stagnantes
des communaux qui environnent St-Ours ;

11°. Comme causes secondaires ou adjuvantes,
nuisant à la salubrité du village, nous devons signaler :

A — Les conditions hygiéniques de l'église qui
est humide, obscure, mal aérée et insuffisante pour
la population.

B — L'usage des eaux de puits en boisson, tandis
que les habitants pourraient boire l'eau potable d'une
fontaine placée dans le communal du Coudert.

C — La disposition des salles humides et basses
destinées à l'éducation religieuse et à l'instruction
primaire.

D — Enfin, le cimetière situé au centre du village,
près de l'église, trop peu spacieux, formé d'un terrain pierreux, que dans certains points on ne peut

creuser à plus d'un mètre ; couvert de tombes sous lesquelles on inhume souvent un cadavre avant que le précédent soit complétement consumé ; le cimetière qui, par conséquent, présente les conditions d'insalubrité les plus complètes ;

12°. De tous ces éléments insalubres, le cimetière et les narses des communaux se recommandent à l'attention de l'autorité ; ils réclament son intervention : d'une part, pour le dessèchement des lieux submergés, par l'établissement de fossés à découvert ou par l'application du drainage ; d'une autre part, pour le transfert du cimetière dans l'un de ces communaux assaini, celui de Chantassaie qui nous a paru présenter toutes les conditions requises.......... Ces travaux d'assainissement faciles et peu dispendieux, rendraient au pays des services signalés qui tourneraient au profit de la salubrité des lieux, du bien-être des habitants, de la richesse de l'agriculture, et conséquemment de la prospérité générale.

NOMS DES CHEFS DE MAISONS.	Nombre des membres de chaque famille.	1853. NOMBRE DES FIÈVRES				1854. NOMBRE DES FIÈVRES				1855. NOMBRE DES FIÈVRES			
		quot.	tierce	quart	typh.	quot.	tierce	quart	typh.	quot.	tierce	quart	typh.
Ducher-Hébrard............	7	»	»	«	»	4	»	»	»	3	»	»	»
Quereil-Saby, Marien......	8	1	»	»	»	3	»	»	»	3	2	»	1
Sudre-Vertison............	3	»	»	»	»	»	3	»	»	»	2	»	1
Besserve-Sudre, Pierre.....	3	2	»	»	»	3	»	»	»	»	2	»	1
Benet-Sudre..............	4	»	3	»	»	3	»	»	»	3	1	»	»
Barbecot-Labourier	3	»	2	»	»	»	»	2	»	1	1	»	»
Cote-Quereil.............	8	2	1	»	»	»	3	»	»	2	»	»	»
Ebily-Combanaire.........	3	1	»	»	»	»	2	»	»	»	»	»	1
Roussel-Taillardat........	6	»	»	»	»	2	»	»	»	4	2	»	»
Ducher-Vidal.............	2	1	»	»	»	»	»	»	»	1	»	»	»
Sudre-Bourdassol.........	6	»	»	6	»	»	»	6	»	»	»	6	»
Masson-Taillardat........	6	»	»	1	»	»	»	4	»	»	»	5	»
Cote, Sixte..............	3	»	»	3	»	»	»	5	»	»	»	3	»
Blanchet................	3	»	»	1	»	»	»	1	»	»	1	»	1
Langlais, Marien..........	2	»	»	»	»	»	»	1	»	»	»	1	»
Langlais et Merle.........	3	»	»	»	»	»	»	»	»	»	»	1	»
Monet et Langlais.........	4	»	»	2	»	»	»	1	»	4	»	»	»
Monet...................	4	2	»	»	»	2	1	»	»	3	1	»	»
Pouxe-Monet	6	»	»	»	»	»	2	»	»	3	5	»	»
Taillardat-Morge.........	6	»	»	»	»	»	1	»	»	»	1	»	»
Bousson-Coulon...........	4	»	»	»	»	»	4	»	»	»	4	»	»
Bousson-Mayade, Jacques....	2	»	»	»	»	»	1	»	»	»	2	»	»
Bousson-Félina...........	4	»	3	»	»	»	3	»	»	»	2	»	»
Saby-Bussière...........	4	»	»	»	»	»	»	»	»	»	»	1	»
Sudre-Benet, Annet.......	9	»	»	»	»	»	9	»	»	1	»	1	»
Taillardat-Taillardat, Pierre..	4	»	1	»	»	»	»	3	»	1	»	1	»
Blanc-Langlais, Annet......	3	1	»	»	»	»	»	»	»	1	»	»	»
Benet-Merle.............	4	»	1	»	»	»	»	»	»	1	»	»	»
Sœur, Vincent...........	1	»	»	»	»	»	1	»	»	»	1	»	»
Marchat-Barlot, Pierre.....	8	»	1	»	»	»	5	1	»	»	»	4	»
Bousson-Gorce, Antoine.....	5	»	»	3	»	»	»	2	»	1	»	»	»
Labourier-Félina.........	6	»	»	»	»	»	»	1	»	1	»	3	»
Bordet, frère instituteur.....	2	»	»	»	»	»	»	»	»	»	1	»	»
Marchand-Chapouly, Joseph..	5	»	»	»	»	»	1	»	»	»	2	»	»
Monet-Chapouly, Annet......	6	»	»	»	»	»	»	»	»	»	»	»	»
Blanc, Jeanne............	1	»	»	»	»	»	»	»	»	1	»	»	»
Cotte, Anne.............	2	»	»	»	»	»	»	»	»	»	4	»	»
Pouxe-Tixier, Marien.......	4	»	»	»	»	»	»	»	»	»	1	»	2
Pouxe-Félina............	4	»	»	»	1	»	3	»	»	2	»	»	»
Presbytère..............	5	1	»	»	»	1	»	»	»	»	3	2	2
Monet-Merle, Etienne.......	8	»	»	»	»	»	2	»	»	»	1	»	»
Monet-Pomarel, Antoine.....	4	»	1	»	»	»	1	»	»	»	»	»	»
Chapouly, François........	1	»	»	»	»	»	»	»	»	»	»	»	»
Vᵉ Chapouly, Marie........	2	»	»	»	»	»	2	»	»	»	2	»	»
Vidal-Chapouly, Antoine.....	4	»	»	»	»	»	»	2	»	»	1	2	»
Labourier-Astier, François....	2	»	1	»	»	»	2	»	»	»	»	»	»
Taillardat, Vincent........	4	»	»	»	»	1	1	»	»	1	»	»	»
Laden-Charier, Pierre......	3	»	»	»	»	»	»	»	»	»	1	»	»
Labourier-Félina, Etienne....	8	»	3	»	»	»	2	»	»	1	»	2	5
Merle, Marien...........	8	1	»	»	»	1	2	»	»	2	»	»	»
Marchand, François........	2	»	»	»	»	»	»	»	»	»	»	»	»
Chapouly-Chapouly, Etienne..	6	»	2	»	»	»	1	»	»	»	1	»	»
Chapouly-Charier, Etienne...	3	»	2	»	»	»	2	»	»	»	»	»	»
Vᵉ Monet, Claire.........	2	»	»	»	»	»	1	»	»	»	»	»	»
Barbecot, Pierre, et Monet...	3	»	»	»	»	»	»	»	1	»	1	»	»
TOTAUX........	237	12	21	16	1	20	54	28	1	39	45	32	13
				50				103				129	

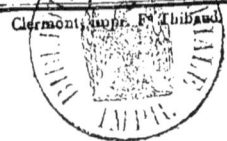

Clermont, imprimerie de Ferdinand THIBAUD.